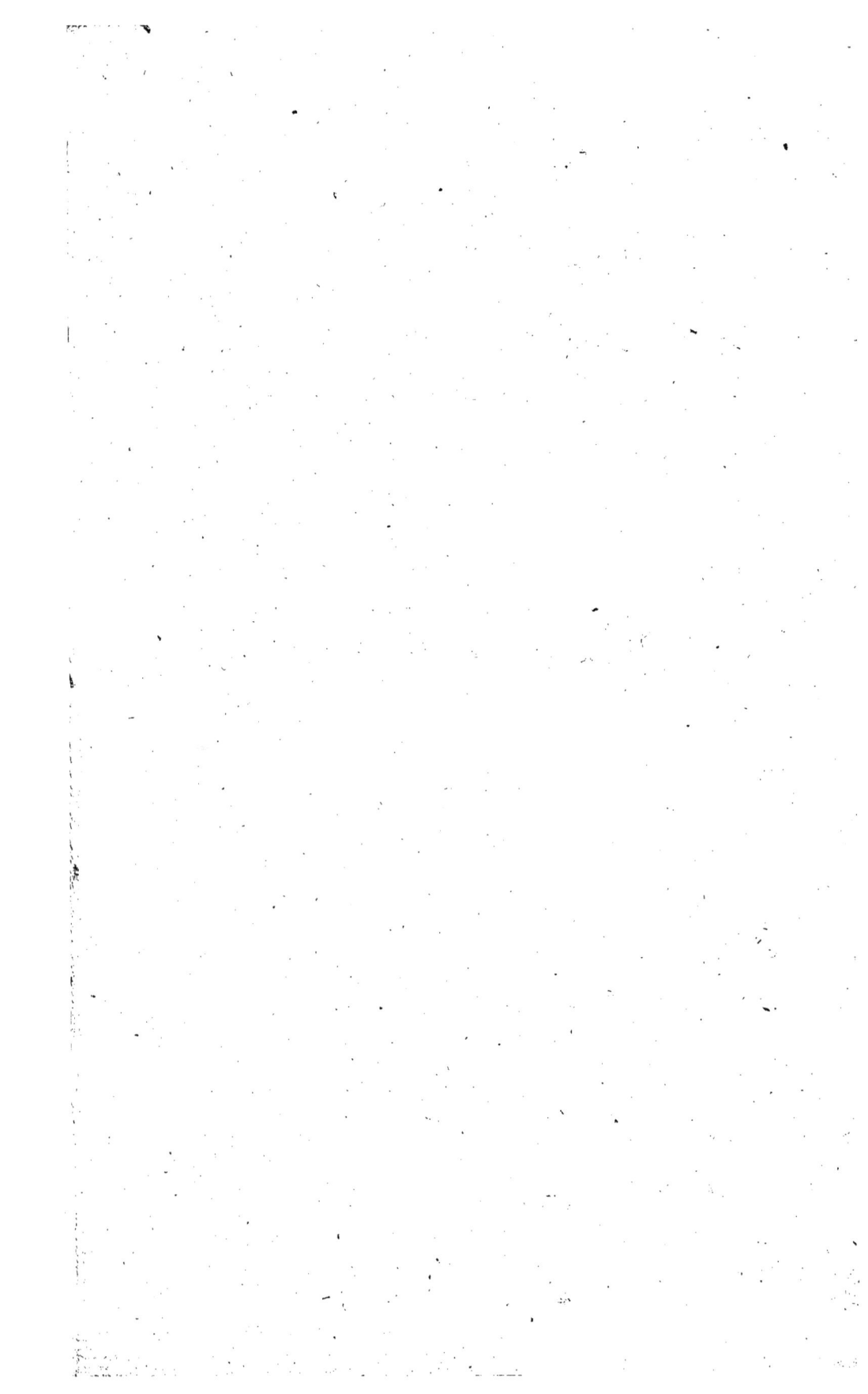

NOTE SUR L'EMPLOI

ET LES

BONS EFFETS DU TANNIN

DANS LA PLEURÉSIE

ET NOTAMMENT

DANS LA PLEURÉSIE CHRONIQUE PURULENTE

PAR

Le Dr DUBOUÉ (de Pau)

Ancien interne des hôpitaux de Paris.

PARIS

LIBRAIRIE DE G. MASSON

Libraire de 'Académie de médecine

PLACE DE L'ÉCOLE-DE-MÉDECINE

1873

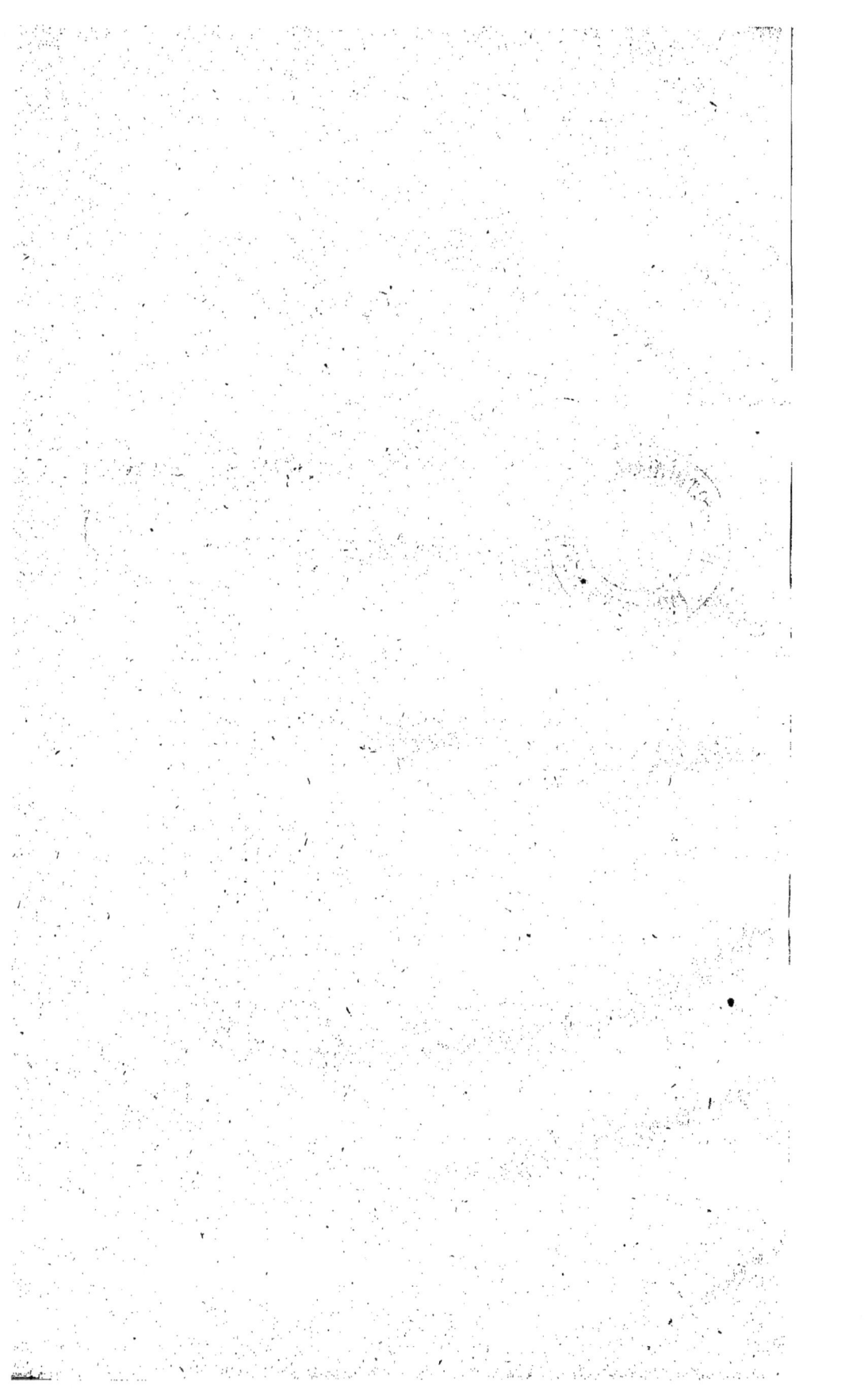

NOTE SUR L'EMPLOI

ET LES

BONS EFFETS DU TANNIN

DANS LA PLEURÉSIE

ET NOTAMMENT

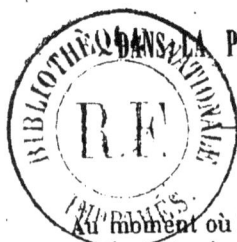

DANS LA PLEURÉSIE CHRONIQUE PURULENTE [1]

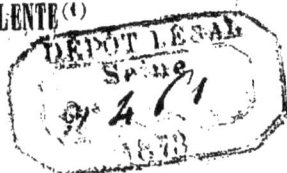

Au moment où le traitement de la pleurésie par la thoracocentèse est mis en question devant l'Académie de médecine,
il me paraît opportun de signaler, dans cette courte note, les
résultats que j'ai obtenus depuis quelques années, par l'emploi
du *tannin*, dans une forme des plus graves de la pleurésie
chronique. Les cas que j'ai observés se rapportent, pour la
plupart, à des pleurésies purulentes avec évacuation spontanée
du pus à travers les bronches ou les parois thoraciques; quelques autres cas ont trait à des pleurésies simples avec épanchement récent de liquide séreux.

Les faits de la première série l'emportent de beaucoup, comme
intérêt pratique, sur ceux de la seconde. Je me propose toutefois de donner ici un aperçu général de ces différents faits, le
témoignage qu'ils apportent ne pouvant, en aucune façon, s'é-
lever contre l'utilité de la thoracocentèse, et ce nouveau traitement ne devant figurer qu'à titre de médication auxiliaire, à
la suite du traitement chirurgical de la pleurésie.

Il me paraît inutile de rapporter, dans tous leurs détails,
toutes les observations que j'ai recueillies. Quoiqu'on ne doive
jamais dédaigner les observations minutieuses qui cachent
parfois, dans leurs replis, des moyens de contrôle qu'il est tou-

---

(1) Par suite de circonstances inutiles à relater, ce travail, que l'auteur avait pré-
senté à l'Académie de médecine dès le début de la discussion sur la thoracocentèse,
n'est parvenu que fort tard au bureau de notre rédaction, et n'a pas pu être livré
impression au moment où il nous a été adressé, au mois de mai dernier.

jours bon de fournir dans les cas obscurs ou difficiles, on doit convenir cependant que la 360e description détaillée d'un chancre mou, par exemple, procure au lecteur beaucoup plus de lassitude que d'instruction et qu'il est infiniment préférable de lui offrir l'une sans l'autre, chaque fois qu'on le peut.

Qu'est-on en droit d'exiger dans toute question de thérapeutique ?

Trois choses sont de rigueur :

1° Un état morbide bien défini, facile à distinguer de tous les autres états morbides.

2° Un agent thérapeutique également bien défini ;

3° Un résultat net et précis, se distinguant, par quelque particularité saillante, des résultats obtenus par d'autres agents thérapeutiques employés dans le même état morbide.

Or, dans le cas qui nous occupe, il est facile de donner ces trois choses en peu de mots.

En n'envisageant que les seuls faits de la première série, il ne saurait y avoir de doute sur la nature de la maladie. Tantôt, le diagnostic m'est arrivé tout fait, il avait été déjà porté par d'autres médecins qui avaient soigné les malades antérieurement, et le diagnostic était d'une vérification facile; tantôt, j'avais pu l'établir moi-même sur des données qui me semblent incontestables.

Supposons, en effet, qu'un malade qui a eu, quelques semaines ou quelques mois auparavant, tous les signes d'un épanchement pleurétique, vienne à rejeter tout à coup par les bronches ou par une fistule de la paroi thoracique, une quantité ordinairement considérable de crachats purulents; que ces crachats, fétides ou non, forment une seule nappe et ne soient pas isolés comme dans la phthisie; supposons que chez ce malade, la percussion et l'auscultation, pratiquées avec soin, ne révèlent rien d'anormal au sommet des poumons ni en particulier de celui qui a été le siége de la pleurésie. Peut-on douter, dans ce cas, de l'existence antérieure d'un épanchement qui a subi la transformation purulente et qui s'est fait jour au dehors, à travers les bronches ou à travers un espace intercostal ?

Ce n'est pas à dire assurément que la pleurésie et surtout la pleurésie chronique ne puisse pas donner lieu à de fréquentes erreurs de diagnostic. On peut croire parfois à tort à l'existence d'un épanchement, et l'on peut méconnaître celui qui existe; d'autres fois, on peut se tromper sur la quantité et sur la nature du liquide, erreurs qui deviendront désormais de plus en plus rares, avec l'innocuité et la facilité d'exploration que nous avons, dans la pratique de l'aspiration sous-cutanée. Mais, si l'on peut avoir des doutes dans tous ces cas, on ne saurait plus les conserver, au moment où le liquide évacué par les seules forces de la nature vient s'offrir de lui-même à l'observation du médecin.

Je me trompe cependant : même après l'évacuation du pus et la longue durée de la suppuration pleurale, étant donnée encore l'intégrité actuelle des sommets pulmonaires, on peut se demander, dans le cas surtout où l'on découvre chez le malade des antécédents héréditaires, s'il ne surviendra pas, tôt ou tard, des tubercules dans le poumon déjà envahi, si la pleurésie grave que l'on observe n'est pas l'indice d'une éclosion tuberculeuse ultérieure. On sait, en effet, que chez un certain nombre de phthisiques, le développement de la maladie principale succède, après un temps variable, à une pleurésie en apparence des plus simples. Rien ne ressemble plus d'ailleurs à la fièvre hectique tuberculeuse que la fièvre hectique développée sous l'influence d'une longue suppuration de la plèvre : la connaissance des antécédents et la constatation attentive des phénomènes stéthoscopiques locaux permettent seules d'établir le diagnostic différentiel.

Les symptômes généraux, sueurs, diarrhées, insomnie, etc. peuvent avoir cependant, dans certains cas, une similitude telle qu'il serait facile, avec de l'inattention, de confondre ces deux états morbides. Il y a plus, c'est que la pleurésie pourrait très-bien coïncider avec une tuberculisation pulmonaire commençante, et celle-ci, comme chacun sait, est loin de se présenter à nous avec des caractères parfaitement tranchés.

Le mieux est, dans les cas de ce genre, de réserver son jugement, tout en se conduisant, au point de vue pratique, comme si l'on était sûr d'avoir affaire exclusivement à une pleurésie purulente. Quand il n'y a d'alternative possible, en effet, qu'entre deux affections, dont l'une est le plus souvent incurable, et l'autre, quoique très-grave, offre quelques chances de plus de guérison, le choix de la conduite à tenir ne saurait être douteux : on doit se comporter comme si l'on était sûr d'avoir affaire à celle qui est le plus accessible à nos moyens thérapeutiques. La science pure a le temps d'ajourner ses solutions, la science appliquée ne l'a pas toujours, et l'on ne saurait traiter ses malades, comme de pures abstractions.

Si je me suis étendu trop longuement sur ces incertitudes, c'est uniquement pour montrer qu'elles m'avaient frappé comme tant d'autres, et que je me suis gardé d'accepter aveuglément même un diagnostic qui n'offre pas d'ordinaire de très-grandes difficultés. Je dois ajouter que, chez tous les malades que je présumais être atteints de pleurésie purulente, je n'ai eu, dans la suite, aucune raison de croire à une erreur de diagnostic : aucun indice du moins ne m'a permis de le soupçonner.

Voici donc un premier point que je crois avoir bien établi, à savoir que, tout en étant pénétré des difficultés possibles dans l'établissement du diagnostic, je n'ai nullement cherché à les éluder et que j'ai par là-même plus de chances de ne pas m'être trompé.

J'arrive à la seconde des exigences imposées à toute thérapeutique nouvelle, à savoir qu'il ne faut recourir qu'à une médication simple, parfaitement appréciable dans sa qualité et sa quantité, entièrement dégagée de toute médication étrangère.

Or, le tannin est une substance très-commune, très-facile à obtenir, et j'ajouterai peu dispendieuse : ces trois conditions ne peuvent nous laisser aucun doute sur la pureté de celui que j'ai employé et sur la facilité avec laquelle tous les médecins peuvent répéter ces expériences et contrôler mes assertions. En outre, je me suis attaché, chez tous mes malades, à l'employer, *à l'exclusion* de toute autre médication, sauf cependant de la médication opiacée qui n'a que trop révélé son impuissance à opérer seule la guérison d'une aussi grave maladie.

Quant aux modes d'administration, ils ont dû varier suivant les cas. Chez la plupart de mes malades, je l'ai donné en pilules, suivant la formule suivante : — Tannin 3 grammes, conserve de roses q. s. F. s. a. 20 pilules — à prendre de quatre à huit pilules par jour, dont la moitié une heure avant le repas du matin et l'autre moitié, une heure avant le repas du soir. — La dose *habituelle*, chez un adulte, a été de 1 gramme par jour, la dose *minimum* de 60 centigrammes et la dose *maximum* de 1 gramme 50 centigrammes; mais on pourrait aller beaucoup plus loin, le tannin ayant été administré dans d'autres maladies jusqu'à des doses de 8 et 10 grammes par jour. On peut d'ailleurs se guider, pour augmenter ou diminuer les doses, sur la tolérance de l'estomac, ordinairement bien prononcée tant qu'il reste un foyer de suppuration, ainsi que sur les effets produits, et notamment le retour de l'appétit, la diminution de l'expectoration, des sueurs, etc.

Dans un cas (il s'agissait d'un enfant de six ans), je l'ai administré en poudre, à la dose de 20 centigrammes, puis de 30 centigrammes par jour et divisé en deux paquets de 10 et 15 centigrammes chacun. L'enfant prenait très-bien ces paquels de poudre, soit dans un peu de confiture, soit dans une faible quantité de sirop de gomme.

Enfin, dans trois cas, je l'ai administré dans une potion gommeuse, tantôt en deux fois, comme précédemment, le matin et le soir, tantôt par cuillerées à bouche, d'heure en heure.

J'ai été contraint d'employer ce dernier mode d'administration dans un cas qui m'a singulièrement embarrassé. Il s'agissait d'une jeune fille d'une vingtaine d'années qui, ayant avalé par mégarde une certaine quantité d'un liquide dit *encaustique*, chargé de potasse caustique, a été assez heureuse pour échapper à l'empoisonnement, mais n'a pas tardé à être atteinte d'un rétrécissement cicatriciel très-prononcé de l'œsophage. J'étais en voie de lui dilater ce conduit avec beaucoup de peine, lorsque survient une pleurésie à droite, suivie d'un épanchement considérable. Ce dernier, après avoir subi la transformation purulente, se fait jour à travers un espace intercostal et donne lieu, pendant plus de deux mois, à un écoulement de pus abondant et intarissable.

Ayant été obligé de suspendre la dilatation de l'œsophage, je ne pouvais pas songer à lui administrer le tannin en pilules, les liquides seuls pouvant arriver dans l'estomac. D'un autre côté, je répugnais à employer le tannin sous une forme liquide, l'astringence bien connue de ce médicament me faisant craindre d'augmenter un rétrécissement déjà fort considérable et que je ne pouvais plus dilater. Il me restait la ressource des révulsifs, dont j'ai usé très-largement, ce genre de médication ayant au moins l'avantage de tromper l'impatience du malade et du médecin. Mais cette jeune fille présentant déjà tous les signes d'une fièvre hectique très-avancée, dépérissait à vue d'œil, lorsqu'en désespoir de cause je me risque à lui administrer le tannin en potion, à la dose de 75 centigrammes par jour. Ce n'est qu'une quinzaine de jours après le début de cette médication, employée avec persévérance, que je note une diminution sensible de l'écoulement purulent. Je porte la dose quotidienne à un gramme pendant les deux semaines suivantes, pour la diminuer ensuite jusqu'à 75 et 60 centigrammes par jour, pendant trois semaines environ. En moins de deux mois, la médication au tannin, instituée à la période la plus périlleuse de la maladie et après l'insuccès complet des révulsifs, a suffi pour ramener notre malade d'un état des plus graves à une guérison radicale et qui ne s'est jamais démentie depuis trois ans. — L'action du tannin que je redoutais sur le rétrécissement de l'œsophage ne s'est pas d'ailleurs produite, du moins la gêne de la déglutition n'a-t-elle pas été plus marquée après qu'avant l'administration de ce remède.

Dans une autre circonstance, j'avais à traiter un homme de quarante-sept ans, arrivé au dernier degré de marasme, après une pleurésie purulente à droite et fistule bronchique datant de huit mois. Le traitement au tannin institué le 5 mai 1868, à la dose de 75 centigrammes (cinq pilules) par jour, ne tarde pas à produire une amélioration considérable : retour de l'appétit, suppuration beaucoup moins abondante, diminution rapide de la fétidité horrible des matières expectorées, disparition du sang mélangé aux crachats, etc... Mais, le progrès se ralentissant, je porte successivement la dose à six et huit pilules par jour. Le 10 juillet suivant, quoique le malade eût déjà depuis plus de quinze jours toutes les apparences d'une santé complète, il y avait encore, par intervalles, quelques rares crachats muco-purulents et un peu de frottement pleural à la base du poumon. C'est alors que j'administre le tannin en potion, à la dose de un gramme par jour, et en moins de dix jours, notre malade se trouve complétement rétabli : le traitement avait duré en tout dix semaines.

Enfin, dans un troisième cas (il s'agissait cette fois d'un de nos confrères les plus distingués, le docteur Triquet), j'institue le traitement à une période très-avancée de la fièvre hectique. Outre l'excessive fétidité des crachats, il y avait, chez notre malade, une diarrhée continuelle qui avait fini par revêtir le caractère de diarrhée dysentérique, selles très-fréquentes, peu abondantes et sanguinolentes, etc., etc... N'observant aucune amélioration après cinq ou six jours de traitement par l'administration de cinq pilules de tannin par jour, j'administre ce médicament à la dose de un gramme dans un julep gommeux de 150 grammes, — à prendre par cuillerées à bouche d'heure en heure.

Sous l'action de ce remède, ou du moins après cette médication, un mieux des plus notables se produit très-rapidement, la diarrhée se supprime, l'appétit revient, la fétidité et l'abondance des crachats diminuent, tout semble en un mot faire augurer une guérison prochaine, lorsqu'un matin, en me rendant près de notre confrère, j'apprends que ce dernier avait succombé subitement il y avait à peine une demi-heure, sans que rien quelques instants auparavant pût faire présager un dénoûment aussi rapide.

Le matin même, il était gai et avait pris un potage avec grand plaisir ; c'est en se remettant au lit, après être allé à la garderobe, que notre malade était tombé roide mort sans agonie. La garderobe qu'on me montra était moulée et ressemblait tout à fait à une garderobe de personne bien portante.

Cette mort si brusque ne peut guère s'expliquer que par un arrêt de la circulation dû à une embolie pulmonaire, et cette supposition se trouve confirmée par l'existence antérieure d'une phlébite, laquelle était survenue sept ou huit jours auparavant dans tout le trajet crural de la veine saphène interne droite : le coagulum veineux, très-appréciable au toucher, s'était formé au moment où la diarrhée avait revêtu cette forme dysentérique que j'ai signalée un peu plus haut.

Dans ce cas encore, le tannin avait paru jouir de son efficacité habituelle, mais c'est sous forme liquide seulement et à petites doses souvent répétées que ce médicament avait produit un action évidente.

Voyons maintenant les résultats que nous a donnés cette médication :

Mais, pour apprécier la valeur d'une médication quelconque, il ne suffit pas de la comparer à celle plus ou moins grande inhérente à l'expectation pure et simple ou à d'autres médications, il faut encore tenir compte de la période de la maladie à laquelle cette médication a été instituée. Or, je ne crains pas de dire que chez les *onze* malades de la première série, les seuls dont nous nous occupions en ce moment, chez *tous sans exception* la maladie était déjà ancienne, l'état général paraissait des plus alarmants, et que le pronostic *le plus grave* aurait été porté par n'importe quel médecin qui les eût assistés.

Si l'on veut cependant tenir compte de la fragilité des jugements humains et aussi de ces coups de fortune qui viennent parfois déjouer, dans un sens ou dans l'autre, les meilleures prévisions médicales, on est porté à se montrer moins absolu, et chacun doit un peu rabattre de celles qu'il croit le mieux fondées. Quoique ces onze malades fussent tous très-gravement atteints, quoiqu'on eût déjà épuisé, pour eux et sans le moindre succès, toutes les ressources de la thérapeutique ordinaire, il se pourrait donc qu'un très-petit nombre d'entre eux, deux ou trois peut-être, eussent pu, par les seules forces de la nature, échapper au péril qui les menaçait ; mais, à coup sûr, il ne s'en serait jamais sauvé plus de trois.

Or, sur ces *onze* malades, *huit* ont radicalement guéri, après *une durée moyenne de deux mois*, à partir du jour où le traitement au tannin a été établi. La durée *la plus courte* a été de *huit* jours ; j'ai obtenu cette guérison la plus rapide que j'aie encore observée, chez mon premier malade. — La durée *la plus*

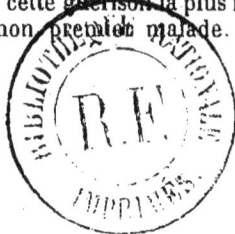

longue a été de *six mois ;* il s'agissait, dans ce cas, d'un jeune homme de vingt-quatre ans qui tolérait difficilement des doses prolongées de tannin et chez lequel j'ai dû l'interrompre, à diverses reprises, pour le reprendre au moment où la sécrétion purulente devenait plus abondante. Je n'ai pas noté, dans ce cas, pas plus que dans tous les autres, de trouble marqué qu'on pût rapporter au tannin ; mais l'astringence de ce médicament déplaisait fort au malade, et c'est pour ce seul motif que j'en interrompais l'emploi de temps en temps. — J'ajouterai ici en passant, que l'usage prolongé du tannin n'a donné lieu à de la constipation chez aucun de mes malades ; or, tel est l'inconvénient qu'on aurait le plus à redouter *à priori.*

Sur les *trois* autres malades, *un* est encore en traitement et n'est pas complétement guéri, quoiqu'il y ait dix-huit mois qu'il ait été soumis pour la première fois à la médication par le tannin. A cette époque, la pleurésie datait déjà de neuf mois ; et notre jeune homme qui a eu dix-huit ans ces jours derniers (3 mai 1872) n'avait alors que seize ans et demi. — Dès les premiers jours du traitement, une amélioration sensible s'est produite, cette amélioration a progressé presque sans interruption pendant les quatre premiers mois, au point que nous espérions tous une convalescence prochaine. Mais il y a eu une série de rechutes, à des intervalles de temps plus ou moins éloignés, et le tannin a été tour à tour repris ou abandonné, à des intervalles variant entre quinze jours et deux mois. A chaque rechute, l'effet du tannin a été immédiat : le premier effet obtenu était une diminution considérable de la suppuration. Le malade est même resté un mois environ, chaque fois, à trois reprises différentes, sans tousser ni cracher, et plus d'une fois, il a été le premier à me demander ce médicament, « *celui,* me disait-il, *dont il se fût le mieux trouvé* ». Depuis un mois, ce jeune homme, soumis à des applications successives de cautères volants sur le côté malade (côté droit), a vu une nouvelle amélioration se produire dans son état. Il a même repris un embonpoint que je ne lui ai jamais vu au même degré, et tout me porte à croire que ce jeune homme finira par guérir. — Les sommets pulmonaires ont toujours été d'une intégrité parfaite, et il n'y a eu aucun antécédent de tuberculisation chez un membre quelconque de sa famille.

Il ne reste donc, sur les onze cas en question, que deux cas de mort, l'un chez notre regrettable confrère le docteur Triquet dont j'ai rapporté sommairement l'observation, l'autre chez un malade qui m'est arrivé presque *in extremis* et qui a vécu cinq jours après son arrivée à Pau. Ce malade avait au sacrum une eschare d'une étendue de plus de 10 centimètres carrés, et il faut véritablement pousser à l'extrême le scrupule de la véracité, pour que je me décide à le comprendre dans cette statistique. Mais comme il a pris du tannin pendant les quatre derniers jours de sa vie, je crois devoir le faire figurer sur la liste des revers ; car, si l'on ne suivait pas, en matière de statistique, le principe rigoureux de tout dire, l'extrême mal comme l'extrême bien, le mal comme le bien supposés, on ouvrirait la voie aux statistiques mensongères et l'on donnerait le droit de les suspecter toutes.

On ne saurait m'objecter que ces deux cas de mort fussent dus à des tuberculisations pulmonaires dont j'aurais méconnu l'existence, car, chez ces deux malades comme chez les autres, j'ai constaté les mêmes caractères stéthoscopiques négatifs aux sommets pulmonaires. Et d'ailleurs, une pareille objection, si elle était fondée, ferait paraître merveilleuse l'efficacité déjà si grande du tannin. Nul ne serait plus intéressé que moi à la démonstration péremptoire d'une double erreur de diagnostic. Or, en dépit de mes préférences, je dois déclarer que, dans les deux cas comme dans tous les autres, je crois avoir eu affaire à des pleurésies purulentes et nullement à des phthisies pulmonaires.

Comme type des faits de la première série, je rapporterai ici en détails la première observation que j'ai recueillie sur l'emploi du tannin dans la pleurésie chronique purulente. Je crois d'autant plus devoir le faire que cette observation a été rédigée il y a six ans ; elle est extraite d'un petit travail que j'avais eu l'honneur d'adresser, à la fin de mars 1866, à la Société médico-chirurgicale de Bordeaux, travail dans lequel je rapportais une autre observation du même genre. Je n'ai pas besoin de dire que je ne changerai rien à ma première rédaction, malgré les quelques avantages que celle-ci pourrait gagner à une refonte générale.

OBSERVATION. — Le 12 novembre dernier (1865), j'ai été appelé à Arthez d'Asson, à une vingtaine de kilomètres de Pau, auprès de M. R..., âgé de quarante-deux ans et ayant toujours joui d'une bonne santé jusqu'au mois d'avril de cette année. Pendant que je me rends chez ce malade, je recueille de la bouche de son frère des renseignements qui, tout en me faisant pressentir une gravité prochaine du cas, ne me laissent guère de doute sur l'existence d'une tuberculisation pulmonaire avancée.

Telle est la fâcheuse impression qui m'a dominé, jusqu'au moment où j'ai pu examiner notre malade avec soin, et j'avoue qu'après une première inspection générale et à la vue de ses traits altérés et amaigris, je n'ai pu que me confirmer dans ces tristes pressentiments.

M. R... m'apprend que, dans le courant du mois d'avril dernier, il s'est trouvé exposé à des causes continuelles de refroidissement, pendant qu'il surveillait, près de Cayenne, des ouvriers employés à l'exploitation d'une mine d'or. Un jour qu'il s'était refroidi plus que de coutume, il a ressenti un violent frisson, accompagné d'une douleur vive sur le côté droit de la poitrine et suivi d'une fièvre forte qui a persisté, sans interruption, pendant plusieurs jours. Il a été pris en même temps d'une toux presque continuelle qui augmentait notablement la douleur thoracique. Par suite de circonstances particulières qu'il est inutile de rapporter, notre malade s'est trouvé privé, durant les premiers quinze jours, de tout secours médical et n'a pu recevoir les soins d'un chirurgien de marine qu'après avoir vu son état s'aggraver notablement. La médication a consisté surtout dans l'emploi de vésicatoires et de préparations antimoniales, notamment de tartre stibié. Mais, loin de subir une amélioration quelconque, l'affection locale empire chaque jour et ne tarde pas à porter une atteinte profonde à la santé générale.

Dans le courant du mois d'août suivant, notre malade a rejeté par la bouche et à la suite d'efforts de toux et de vomissements une grande quantité de liquide purulent. A diverses reprises, cette expulsion de matières purulentes s'est reproduite vers la fin d'août et durant tout le mois de septembre ; toutefois, la quantité de liquide rejeté est allée en diminuant depuis les derniers jours d'août jusqu'au 20 septembre.

C'est à cette époque (25 septembre) qu'il s'embarque à Cayenne pour revenir en France où, d'après ses pressentiments, il devait bientôt mourir. Il nous raconte en effet que, fatigué par une toux continuelle, privé de force et d'appétit, il était arrivé à un tel degré d'épuisement qu'on ne voulait pas le laisser s'embarquer. Le même état persiste durant toute la traversée, et dès son arrivée à Saint-Nazaire, M. R... se dirige sur Bordeaux où il séjourne une quinzaine de jours.

Je ne vois notre malade pour la première fois que le 12 novembre suivant, et jusqu'à ce jour son état n'aurait fait qu'empirer La toux qui avait redoublé depuis quelques jours ne le quitte pas un seul instant durant près de deux heures que je passe près de lui ; le sommeil était à peu près nul depuis plusieurs nuits, malgré l'emploi qu'il n'avait cessé de faire de préparations calmantes, sirop diacode, codéine, etc., etc. Les crachats qu'il rejette en abondance sont constitués par un liquide épais, homogène, ressemblant à du pus, et se trouvent mélangés à une notable quantité de sang pur et fluide. La percussion me fait découvrir une diminution sensible de la sonorité dans toute la partie postérieure droite de la poitrine et notamment au niveau de la fosse sous-épineuse. Dans toute cette région, l'auscultation révèle une obscurité notable du murmure respiratoire ainsi que l'existence de quelques râles sous-crépitants, sans retentissement particulier de la voix. A ces symptômes locaux se joignent une grande accélération du pouls, une chaleur de la peau très-prononcée, l'inappétence, des sueurs abondantes et parfois de la diarrhée, troubles qui dénotent l'existence d'une fièvre hectique avancée.

D'après l'ensemble de ces signes et la connaissance des antécédents ci-dessus mentionnés, j'écarte l'idée d'une tuberculisation pulmonaire que j'avais soupçonnée dès le début, et je m'explique la filiation des divers symptômes par une pleurésie ou pleuro-pneumonie initiale, ayant donné lieu à un épanchement tôt ou tard devenu purulent. Ce dernier s'étant fait jour par les bronches, on n'avait plus affaire qu'à une pleurésie chronique, avec persistance de la sécrétion purulente et de la communication bronchique préétablie. Quant au sang pur et rutilant, mélangé en si grande proportion au liquide venu de la plèvre, il est facile d'en expliquer la présence par le frottement continu des deux feuillets pleuraux que tapisse sans doute une couche de fausses membranes vascularisées, frottement dur et saccadé dont la violence de la toux rend un compte suffisant.

Ce diagnostic établi, et malgré la gravité trop réelle des symptômes observés, je laisse entrevoir à la famille la possibilité d'une guérison, dans un avenir sans doute éloigné, et je fonde ce pronostic, porté d'ailleurs avec réserve, sur l'absence *probable* sinon certaine de tubercules pulmonaires. Je dis *probable* seulement ; car on sait combien la pleurésie chronique favorise l'éclosion tuberculeuse chez un sujet prédisposé, et il était bien permis de faire ses réserves en présence des symptômes graves que présentait notre malade.

Ce qui m'enhardit encore à porter ce diagnostic, c'est qu'après avoir fait part de mes impressions à la famille, j'apprends que M. Oré (de Bordeaux), qui avait vu le malade quelques jours auparavant et avait eu la bonté de me l'adresser, avait déjà formulé son opinion à peu près dans les mêmes termes que je viens d'employer moi-même.

Le traitement me semblait devoir répondre dans ce cas aux indications suivantes :

1° Modérer la violence de la toux ; 2° réveiller les fonctions digestives presque anéanties ; 3° s'opposer, autant que possible, à la reproduction de l'écoulement sanguin dont la continuité devait singulièrement affaiblir le malade. Les opiacés devant satisfaire à la première indication, je prescris des pilules de cynoglosse dont il doit être donné une ou deux chaque jour, suivant l'intensité de la toux Quant aux deux autres indications, elles me paraissaient devoir être remplies par le tannin dont je pouvais mettre à profit les propriétés toniques et astringentes, sans recourir à ce luxe de polypharmacie qui obscurcit si souvent le jugement des questions thérapeutiques. Je prescris donc 3 grammes de tannin en vingt pilules — à prendre quatre pilules chaque matin.

J'avais recommandé au malade de se faire transporter à Pau où je pourrais mieux le suivre et lui donner mes soins ; mais comme il ne peut pas s'y rendre immédiatement, le traitement ne commence que le 15 novembre, et j'ajoute que durant les trois jours précédents l'état du malade n'a pas subi la moindre modification avantageuse.

Du 15 au 23 novembre, le malade a pris chaque jour 60 centigrammes de tannin (en tout 5 grammes environ) et une pilule de cynoglosse seulement chacun des deux premiers jours. Sur la demande du malade, j'ai remplacé ces pilules par une solution de chlorhydrate de morphine dont il avait auparavant retiré plus de calme (deux cuillerées à café de cette solution ont été administrées chaque soir pendant cinq jours seulement et la solution entière contenait 10 centigrammes de chlorhydrate de morphine pour 80 grammes d'eau distillée).

Sous l'influence de cette médication, ou du moins immédiatement après l'usage qui en a été fait, j'ai observé une amélioration si rapide que j'avais peine à en croire mes yeux. Il me paraît inutile de reproduire ici jour par jour l'état de notre malade, il suffit de savoir que déjà le 23 novembre la toux avait complétement cessé, le sommeil et l'appétit étaient entièrement revenus, qu'à la maigreur existante avait succédé un embonpoint raisonnable, que les forces s'étaient notablement accrues au point que le malade pouvait sortir à pied plusieurs heures par jour et sans fatigue. J'observais, en un mot, après un si court intervalle, tous les signes d'une convalescence franche qui ne s'est pas un instant démentie depuis ce jour. J'avais recommandé à notre malade de prendre encore un peu de tannin pendant quelques jours ; mais il m'a avoué plus tard n'en avoir pas pris d'autre depuis le 24 novembre. Je l'ai revu ces jours derniers (le 26 mars 1866), et j'avais peine à le reconnaître, tant il avait repris des forces et de l'embonpoint.

Quant aux phénomènes stéthoscopiques, ils m'ont permis dès les premiers jours du traitement de constater l'existence d'une amélioration locale en rapport avec les progrès de l'état général, et vers le milieu de décembre il m'était déjà difficile de reconnaître le côté affecté. On constatait à cette époque une diminution de sonorité à peine appréciable du côté droit de la poitrine, le murmure respiratoire avait des deux côtés une égale force et des caractères entièrement semblables.

Tel est le premier fait dans lequel j'ai été conduit à employer le traitement par le tannin, en suivant uniquement les indications fournies, chez mon malade, par les données stéthoscopiques.

J'avais déjà eu de nombreuses occasions de me servir de cette médication dans des cas de phthisie pulmonaire bien confirmée ; mais je dois dire que je n'en ai jamais retiré les avantages que d'autres médecins en ont obtenus dans ces dernières années. Ce n'est pas d'ailleurs le souvenir de ces tentatives qui a pu me guider dans ce cas, puisque l'examen attentif du malade m'a conduit au diagnostic d'une pleurésie chronique suivie de communication bronchique, et je ne sache pas que le tannin ait jamais été administré dans cette dernière affection.

Ici se termine ma première observation extraite *textuellement*, comme je l'ai déjà dit, d'un travail inédit et clôturant l'exposé des faits de la première série.

Je ne chercherai pas à me faire honneur de l'idée théorique qui m'a guidé dans le choix du tannin contre le cas que j'avais à combattre. Je croyais donner une médication, je ne dirai pas *banale*, puisque je la jugeais appropriée à la circonstance, mais du moins une médication *très-ordinaire*. Or, il s'est trouvé que j'ai mis la main sur un agent thérapeutique que les observations recueillies jusqu'à ce jour m'autorisent à croire *excellent*.

Ce fait prouve une fois de plus, et c'est là le meilleur enseignement clinique qui en ressorte, que nous devons lutter sans relâche dans les cas qui nous semblent désespérés. On ne doit pas assurément se bercer d'illusion ni s'attendre à réussir souvent dans ces tentatives suprêmes. Mais quand on ne devrait réussir qu'une seule fois (et qui est-ce qui ne peut pas avoir du bonheur une fois dans sa vie !), on doit prendre pour règle invariable de conduite de sortir des voies battues quand celles-ci ne peuvent conduire qu'à la ruine certaine du malade.

J'ai peu de chose à dire des faits de la seconde série, je veux parler des cas de pleurésie simple dans lesquels j'ai été conduit, par analogie, à employer le tannin. Je n'ai eu recours à cette médication exclusive que dans *un* cas de pleurésie tuberculeuse et dans *quatre* cas de pleurésie simple.

Le cas de pleurésie tuberculeuse a été observé l'année dernière (janvier 1871) chez une dame d'une cinquantaine d'années qui avait eu une pleurésie semblable une année auparavant et qui avait duré plus d'un mois, après l'avoir rendue fort malade.

Dans cette seconde atteinte, l'épanchement siégeait au sommet du poumon droit où il était maintenu par des adhérences protectrices Les signes d'un épanchement de moyen volume n'étaient pas douteux, et dès l'apparition de la matité et de l'égophonie, j'ai soumis cette malade au tannin (75 centigrammes par jour). Or, en douze jours, il ne restait plus trace de cet épanchement, et l'affection tuberculeuse qui avait une marche des plus lentes n'a pas marché, depuis ce moment, avec plus d'activité. La malade, en quittant Pau, m'a demandé l'ordonnance des pilules, ne voulant pas, me disait-elle, subir un autre traitement si elle venait à être prise d'une autre atteinte de pleurésie.

Quant aux *quatre* cas de pleurésie simple, ils se sont terminés par la guérison dans une moyenne de temps de deux à cinq semaines.

Dans *trois* de ces cas, j'avais noté tous les signes d'un épanchement pleurétique *moyen*, et, dans le *quatrième*, l'épanchement me paraissait *considérab'e*, ce qui n'a pas empêché la femme qui en était atteinte de guérir dans cinq semaines. Mais tout le monde sait que les épanchements séreux peuvent se résoudre spontanément.

Ces quelques guérisons ne peuvent prouver jusqu'à présent qu'une chose, c'est que le tannin ne les a pas empêchées de se produire et que de nouveaux essais pourraient être faits sans de graves inconvénients. Mais, je serais loin de vouloir faire de cet agent l'unique médication à opposer à la pleurésie simple suivie d'épanchement. La thoracocentèse, telle qu'on la pratique aujourd'hui, me paraîtrait infiniment préférable, pour peu que la quantité de liquide fût considérable. Par contre, la thoracocentèse est loin de toujours s'opposer à la reproduction du liquide et la médication par le tannin me semblerait devoir être instituée, avec des chances réelles de succès, pendant les quelques jours qui suivraient l'évacuation artificielle du liquide, ou même plus longtemps, si on le jugeait nécessaire. Mais, dans le cas où le liquide évacué serait de nature purulente, il me semblerait de rigueur d'employer le tannin avec une certaine persévérance, les conditions morbides étant absolument les mêmes que celles où se sont trouvés les malades de ma première série d'expériences. Ce n'est qu'en dernier ressort, pour ainsi dire, qu'on recourrait à l'opération de l'empyème qui a déjà compté, elle aussi, de nombreux succès, entre les mains de mon savant maître, M. le docteur Moutard-Martin.

En résumé, je donnerai, comme unique conclusion, la statistique suivante :

La médication exclusive par le tannin, dans ONZE *cas très-graves de pleurésie purulente avec évacuation spontanée du pus, a donné* HUIT *succès complets dans un temps relativement court,* UN *succès encore incomplet après un très-long traitement et* DEUX *cas de mort.*

Employé également seul dans UN *cas de pleurésie tuberculeuse et dans* QUATRE *cas d'épanchement pleurétique simple, le tannin, s'il n'a pas produit la guérison, n'a pas du moins empêché celle-ci de se produire dans tous ces cas, et dans une période de temps variant entre douze jours et cinq semaines.*

Au moment où je termine cette note, je reçois de mon habile et excellent confrère, M. le docteur Clédou (de Navarrenx), et à la date du 10 mai 1872, les deux observations suivantes qui n'ont pas été comprises dans la statistique précédente et viennent encore à l'appui de la nouvelle médication.

Obs. I. — M. P., âgé de soixante-douze ans, fut pris subitement, dans le courant de mars 1871, d'un violent point de côté à gauche et de toux sèche très-opiniâtre, avec fièvre et embarras gastrique très-prononcé. Je ne constatai ni crachement de sang ni expectoration.

Rien de particulier à noter, au début, à l'auscultation ni à la percussion. Je prescrivis une application de sangsues *loco dolenti*.

A la suite de cette médication, le point de côté diminua, mais la toux persista avec son caractère, et je constatai de l'oppression, l'état général à peu près le même.

J'auscultai de nouveau et je n'eus pas de peine à trouver la cause de cet état que j'avais soupçonné au début, sans pouvoir me prononcer. On entendait difficilement le murmure vésiculaire, au tiers moyen du poumon gauche et un bruit de souffle tubaire très-prononcé à la base. Égophonie très-marquée, matité absolue à la base et en arrière, absence de vibrations.

État général : fièvre, embarras gastrique, céphalalgie, sueurs très-abondantes, dès le septième jour.

J'ai appliqué successivement cinq vésicatoires ; l'épanchement n'a pas cédé, pas d'aggravation de l'affection, mais ce fut le seul résultat obtenu.

Tel était l'état de M. P... lorsque M. Dubouc vint à Navarrenx pour voir un malade. Je m'empressai de l'appeler en consultation, persuadé qu'il conseillerait la thoracocentèse. Je fus très surpris, je l'avoue, lorsque, me prenant à part, il me conseilla d'administrer à mon malade du tannin à la dose de 1 gramme par jour.

J'exécutai sa prescription et j'eus le plaisir de constater rapidement une grande amélioration dans l'état général. Les sueurs diminuèrent sensiblement pour disparaître au bout de dix jours, la langue qui était restée sèche et saburrale pendant deux mois se nettoya rapidement, la fièvre diminua et l'appétit revint.

L'état local ne bougea pas. Je continuai la médication, et au bout de trois semaines M. P... se levait et entrait en pleine convalescence. J'examinai de nouveau l'état local à cette période de la maladie et je le trouvai sensiblement amélioré.

M. P... a pris du tannin pendant deux mois, avec de légères interruptions, et bien que conservant encore des traces de son épanchement, il est rétabli.

Obs. II. — Appelé en consultation auprès d'un jeune homme malade depuis un mois, et de l'état duquel on désespérait, je constatai un épanchement considérable à droite.

L'oppression était considérable, la toux insupportable et accompagnée de hoquet. Je proposai la thoracocentèse pour le lendemain ; mais pendant la nuit, le malade eut une vomique très-abondante qui le soulagea au point que je ne jugeai plus l'opération opportune.

Me rappelant le succès obtenu par le tannin dans le cas précédent, je le prescrivis concurremment avec des toniques, et deux mois après, ce jeune homme qu'on aurait cru phthisique avancé lors de ma première visite, était complétement rétabli. Inutile d'ajouter que l'épanchement a complétement disparu.

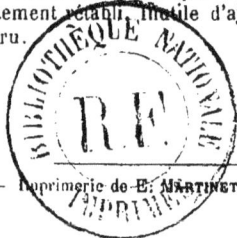

www.ingramcontent.com/pod-product-compliance
Lightning Source LLC
Chambersburg PA
CBHW050435210326
41520CB00019B/5935